医療経営士のための現場力アップシリーズ1

今すぐできる！

問題解決型思考を身につける基本スキル

田中智恵子
大阪市立大学特任准教授・株式会社メディカルクリエイト・看護師

高橋 啓
株式会社メディカルクリエイト

増井郷介
株式会社メディカルクリエイト

JN301150

JMP
日本医療企画

《医療経営ブックレットとは》

◆ コンセプト

本書は、医療経営における様々な問題や課題を解決するために、効率的な学習を進めるためのブックレットです。必要とされる知識や思考法、実践能力、備えるべき価値観等を習得することを目的としています。

◆ テーマ設定

日常業務に役立つ実践的なテーマから、中長期的な視点や幅広いアプローチが必要となる経営手法、さらには医療のあり方や社会のあり方といった倫理・社会学的なテーマまで、医療経営に必要とされる様々なテーマを取り上げています。

◆ 読者対象

医療経営士をはじめ、医療機関に勤める方や医療機関と関わりのある他業種・団体の方、さらに医療経営について学んでいる方を主な読者対象としています。

◆ 使い方

勉強会や研究会の教材としての利用が効果的です。示された事例や課題について、グループワークや討論を重ねながら、問題解決に向けた具体策と能力を習得し、医療経営に役立てられることを期待しています。

《医療経営士とは》

医療機関をマネジメントする上で必要な医療および経営に関する知識と、経営課題を解決する能力を有し、実践的な経営能力を備えた人材として、一般社団法人日本医療経営実践協会※が認定する資格です。

※一般社団法人日本医療経営実践協会　http://www.JMMPA.jp/

はじめに

医療分野のさまざまな問題解決のために、医療制度改革が行われている。制度改革は病院の収益に影響するため、その方向性を学ぶ目的で多くの研修会が実施され、経営戦略を考えるうえでは重要な知識となっている。しかし今は、猫の目のように変わる制度改革に追従するのではなく、各種の知識を踏まえたうえで、自ら病院の戦略・組織を考える人材が必要な時代である。

ここであえて「考える」と書いたが、「考える」ことは物心ついた頃から日常的に行っている行為である。なぜ今さら、考えることを学ばなければならないのか。それは、論理的に考える力が必要だからである。

論理的に考える思考のことを、「ロジカルシンキング」または「クリティカルシンキング」という。クリティカル（＝批判的）シンキングとは、自分の考えを「本当にそうか？」「なぜ、そうなのか？」「つまり、どういうことか？」と問い続けよという意味である。あらゆる情報が氾濫している時代だからこそ、〔知識＋思考力〕がないと情報に振り回されてしまう。

本書では、医療現場で起きている問題を論理的に考える能力の向上を目指して、「思考を柔軟にするスキル」と、柔軟にした思考を「ロジカルに整理するスキル」の２つを学ぶ。

「思考を柔軟にするスキル」では、①ゼロベース思考、②論理思考、③仮説思考を取り上げる。私たちは、何か問題が発生すると、「その答えはこうだ」と考えがちである。しかし、経験や知識、勘に頼っても答えが出ない場合、あるいは、考えた答えではうまくいかなった場合、どうすればよいのか。そのような時に枠を広げて考える思考が、①ゼロベース思考である。②論理思考は、学術的には演繹（えんえき）法帰納（きのう）法を学ぶが、本書では相手を説得する際の論理の考え方・作り方を学ぶ。③仮説思考は、難しいが最も強力な思考である。私たちは日常的に、状況をありのまま伝えることを行っているが、状況を説明するだけでは物事は進まない。そこで、その状況をどう見るか、どう判断するかを考えるのが仮説思考である。

思考が柔軟になった後に学ぶのが、「ロジカルに整理するスキル」である。本書では、①MECE、②ロジックツリーの2点を学ぶ。全体をどう整理すれば頭がスッキリまとまるのか、また、原因や改善策を考える際、どのように整理して意思決定をすればよいのかを学ぶ。

各章末には、医療現場で起こり得る事例を演習問題として掲載した。ぜひ、職場の仲間とともに、思考を柔軟にして答えを導き、整理する訓練をしてほしい。問題の後には、解説と解答例（あくまでも考え方の一例であり、ほかにもさまざまな解答がある）も記載しているので参考にしていただきたい。

思考が変化すれば、経営知識や経営データの見方が変わる。本書を思考変化のきっかけとし、マネジメントや経営に役立てていただければ幸いである。

2013年11月

大阪市立大学経営学経営学研究科 特任准教授
田中 智恵子

目次

● 著者プロフィール

田中 智恵子（たなか・ちえこ）

大阪市立大学経営学研究科 特任准教授、株式会社メディカルクリエイト 教育研修事業部、看護師

看護学校卒業後、看護師として従事、結婚を機に退職。育児のかたわら、産能短期大学社会保険労務士コースに進学。その後、東京大学医学部健康科学看護学科に編入し、クリティカルパスや地域職域の健康増進活動など、医療の質向上を研究。卒業時、クリティカルシンキングに出会い、今後の看護には思考する技術の習得が必要だと実感。以後、コンサルタントとして看護・介護の現場に論理思考を取り入れた業務改善、質の改善に従事。現在、医療問題解決手法の講師として病院、施設、企業、大学などで講演や研修を実施。石川県立看護大学非常勤講師、産業能率大学問題解決思考の医療マネジメント担当講師。東京大学大学院医学系研究科修士課程修了。

高橋 啓（たかはし・けい）

株式会社メディカルクリエイト マネジャー

組織戦略コンサルタント会社を経て、株式会社メディカルクリエイトに参画。医療機関の収支改善支援、自治体病院の基本構想立案、病院統合に向けた人事システムの評価・立案・構築支援、総合電機メーカーにおける医療業界参入に向けた新規事業調査など、医療機関から一般企業まで幅広いプロジェクトを手がける。神奈川大学経済学部卒業、Sprott show college Canada（international Trade専攻）卒業。

増井郷介（ますい・ごうすけ）

株式会社メディカルクリエイト コンサルタント

健康食品メーカー退職後、大学院を経て、株式会社メディカルクリエイトに参画。高専賃等医療施設の価値算定、医療機器販売戦略の立案、医療機関における戦略立案など幅広く手がける。早稲田大学理工学部卒業、グロービス経営大学院修了（MBA）。

● 会社紹介

株式会社メディカルクリエイト

医療分野に特化した経営コンサルティングを本業とする。医療機関や医療関連企業を対象に戦略立案や現場改善を支援。また、問題解決手法／ロジカルシンキングを中心に、医療現場におけるケーススタディを取り入れた教育研修にも力を入れている。　ホームページ　http://www.medical-create.co.jp/

§1 SECTION

ゼロベース思考

§1　ゼロベース思考

思考を柔軟にし、行き詰った思考を広げるスキル

1　ゼロベース思考とは

問題を解決しようと思っても、思考が停止して何も浮かばないことがある。ゼロベース思考とは、このような時に、思考の枠を広げ柔軟性を持たせるのに有効である。

既成概念は経験や知識により形成される。アイデアが見つからない場合や自由な発想で新たな可能性を考えなければならない場合は、既成概念を取り払って思考するとよい。既成概念にとらわれると、思考が広がらず、可能性が狭まってしまうからである。

このような思考を、ゼロベース思考という。ゼロベース思考で考えることにより、思考の枠が広がり、新たな可能性を探ることができる。

2　ゼロベース思考のポイント

(1) プラス思考で考える

プラス思考とは、楽観的に考えることではない。発生している問題に対して、「どうやったらできるか」を考えることである。何か新たなことを開始する場合、「人がたりない」など、まずできない理由を挙げる人が多いが、できない理由を考えても何も進展しない。

できないという思考の裏には、3つの理由がある。

①今までの方法ではできない。

②すぐにはできない。

③今の実力ではできない。

つまり、3つの「ない」である。しかし、解決策は本当にないのだろうか。

例えば「今までの方法ではできない」場合、違う方法を考えてみればよい。「すぐにはできない」のであれば、少しでも進める方法を考えればよいだろう。「今の実力ではできない」なら、誰かの力を借りることも考えられる。

できない理由を並べるマイナス思考ではなく、どうやったらできるかを考えるプラス思考を持つことが大切である。できることを考えることで思考が前向きになり、さまざまなアイデアが浮かんで解決の糸口につながる。

(2) 成功事例を大切にする

問題を解決する際、雑誌を読んだり研修に行ったり、誰かからアドバイスをもらったりする。しかし、得られた情報と状況が違うと、「無理だ、できない」と考えてしまわないだろうか。

ポイントは、成功事例を真似るのではなく、なぜ成功したのかその糸口を探ることである。雑誌などの事例紹介にはそこまで書いていない場合が多い。糸口を探るのは、読者自身である。なぜ、うまくいっているのか、自分の病院と何が違うのか、徹底的に考えてみよう。

事例をそのまま真似て失敗した例としてよく挙げられるのは、クリティカルパスである。他院のクリティカルパスを引用しても、医師の治療方針が違う、病院システムが違うなどの理由で運用できずに終わることが多い。クリティカルパスは、病院の医療チームの治療目標と医療行為に基づいて作成されるべきである。成功事例は、阻害因子や促進因子を学び、成功のヒントを探るためにあると考えよう。

(3) 顧客（患者、家族、利用者）の視点に立ってみる

サービスや質の改善において、ややもすると自分の立場や部署の立場で

思考し、行き詰ってしまう場合がある。その際、患者や家族、サービス利用者の立場で問題をとらえ直してみると、新たな視点が生まれる。

医療従事者にとって、顧客は患者や家族である。患者や家族が何を求めているか、患者にどうなってほしいのかという視点に立ち現状を掘り下げてみると、患者志向の新たなサービスが見えてくる。

一生懸命、業務を行っているつもりでも、既存の内容を踏襲してしまいがちだ。知らず知らずのうちに、自分や医療側中心に思考していることがあるかもしれない。患者視点から再度考え直すことで新たなアイデアが生まれ、さまざまな改善点が見えてくる。

(4) 目的に立ち返る

ある役割を担うと、目の前のことに一生懸命になり、そもそも何のためにその業務をやっているのか、本来の目的を見失ってしまうことがある。また、長年同じ業務を繰り返していると、惰性的に業務をこなしているだけの状態になりがちである。そのような時は、そもそもの目的に立ち返ってみよう。

壁にぶつかった時、「そもそも何のためにやっているのか」を思考することにより、当初の目標が明確になり、やりがいのある仕事へとつながる。

まとめ　ゼロベース思考

ゼベース思考は、経験や知識から得られた既成概念を取り去り、柔軟に思考するために役立つ。過去の体験や人生経験にとらわれ過ぎると、ついつい狭い範囲で思考してしまい、発想力が失われがちになる。思考の世界を広げて可能性を追求することで、新たな答えが見えてくることがある。

演習問題　あなたはA病院の経営企画室に勤務している。臨床検査部門より「人手がたりない。どうにかしてくれ」という依頼を受けた。そこでゼロベース思考を用いて、この問題を解決するためのアイデアをリストアップし、その後、それらを整理してみよう。

【解説】

「人手がたりない」という問題はあらゆる場で発生しており、安易に「人手を増やしてほしい」という解決策が導かれがちである。私たちは無意識に、「この問題の答えはこれだ」と、さも問題と解決策に方程式があるかのように思いがちだが、本当に人手不足を解消するには、人手を増やすしかないのだろうか？

可能性を広げる時には、ゼロベース思考という既存の枠を超えた思考が必要になる。そこで、既成概念(「この場合はこうだ」「○○という解決策は無理だ」など)を取り払い、さまざまなアイデアをリストアップしてみよう。できるかできないかの判断は、さまざまなアイデアを出した後に行う。なぜなら、リストアップの段階で判断をしてしまうと、思考が停止し、アイデアが出なくなってしまうからである。

ぜひ、ゼロベース思考で、さまざまな可能性、アイデアをたくさん出してみよう。その際、注意することが2点ある。

①他人の意見を否定しない

出された意見を否定してしまうと、否定された人は意見を出しにくくなってしまう。さらに、場の雰囲気を悪化させてしまうこともある。

②他人の意見を聞き、自由に発想し、意見を出す

発言の質にこだわるのではなく、量を増やすことを心がける。参加者がゼロベース思考になり、自由に発想し、発言できる雰囲気をつくることが重要である。

【解答例】

ステップ1：あらゆる可能性を考えて、人手不足を解消するアイデアを出す。

〔例〕

・増員する

・事務業務を減らす

・病院を縮小する

・診療科を減らす

・医療機器を導入する

・土日勤務をする

・スキルアップする（仕事の能力をあげる）

・ピークを分散する　……

ステップ2：これらを整理してみる。

まずは、既存の概念を取り払って、発想が豊かになるように日頃から訓練しよう。アイデアは、最低10個くらい挙げられるとよい。整理の方法は、さまざまである。**図1**は、MECE（ミーシー）（33ページ～参照）を使った整理例として参考にしてほしい。

図1 整理法例（ロジックツリー）

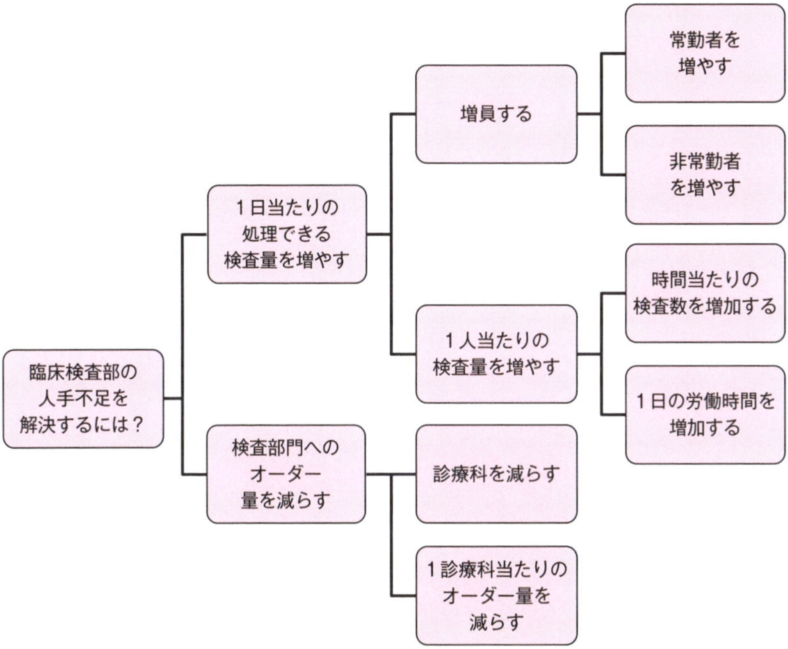

実践の手引き 「これが当たり前」という考えを捨てよう

①プラス思考を持つ。

②成功の糸口を探るため、成功事例を深掘りする。

③顧客（患者、家族、利用者）の視点に立って考える。

④そもそも何のためにやっているのか、本来の目的に立ち返る。

§2 SECTION

論理思考

§2　論理思考

思いつきや感情ではなく、論理的に思考するスキル

1　論理思考とは

「あの人の話は論理的である」とか、逆に「論理が通っておらず、何を言いたいのかわからない」などの声を聞くことがある。この場合の論理とは、何なのだろうか？　辞書には、「思考の形式・法則。また、思考の法則的なつながり」とある。相手の話に納得できるかどうかの判断は、導き出された結論も重要であるが、その理由に納得できるかどうかで決まる。相手が同じ結論である場合、その理由は示さなくても同意してもらえるが、結論が異なる場合、その理由が明確でなければ相手を説得できない。論理を考える場合、出した結論とその理由をどのように思考しているかが重要である。

2　論理思考のポイント

論理思考のポイントは、次の３点について確認しながら考え進めることである。

①言いたいことの理由はあるか。
②言いたいことが整理されているか。
③言いたいことにモレやダブりはないか。

①は、判断理由を明確にすることである。

②③は、判断結果を導く内容を、モレなくダブりなく整理することである。

まずはコインの裏返し論法を排除し、①〜③を確実に実行することを心がけよう。

まとめ 論理思考

論理思考は、筋道を立ててものごとを考える際に役立つ。論理思考を学ぶことで説得力ある説明ができるようになり、感情思考から脱することができる。

演習問題　あなたはB病院に勤務する事務職員である。あなたは最新の高額医療機器Xを購入してほしいと思っており、それが病院のためにもよいと考えている。そこで院長に対して、B病院がこの高額医療機器Xを購入すべきであるということを、論理思考を用いて説明してみよう。

【解説】

論理思考では、結論に対してその理由が、モレやダブりなく、整理されていることが重要である。ここでは理論を整理しながら結論を導き、院長を説得したい。

◆結論を導くための理由の整理例

何かに対して説得を試みる場合、聞き手にとって結論の理由がわかりやすく整理されていることが重要である。そのためには、どのような整理の仕方が有効だろうか。3つの事例を挙げよう。

①メリットとデメリットで整理する

一般的に使用されることが多い整理方法である。問題のように高額医療機器を購入する場合、メリットも存在するが、同時にデメリットもある。さまざまなアイデアを出したうえでメリット、デメリットに整理してみよう（**図2**）。メリットがより多ければ、聞き手にとってポジティブな判断を促す可能性がある。

図2　メリット、デメリット

	内容
メリット	
デメリット	

②ヒト・モノ・カネで整理する

さまざまな事象を大枠でとらえる場合、ヒト・モノ・カネで整理する手法がある(**図3**)。また①のメリット、デメリットを組み合わせることで、より明確に物事を整理することが可能となる(**図4**)。

図3 ヒト・モノ・カネ

	内容
ヒト	
モノ	
カネ	

図4 メリット、デメリット×ヒト・モノ・カネ

	ヒト	モノ	カネ
メリット			
デメリット			

③3Cで整理する

主にビジネスシーンにおいて自社を取り巻く環境を大枠でとらえるのに有効なのが、3Cという考え方を基にした整理方法である(**図5**)。3Cとは、Customer(顧客；市場)、Competitor(競合)、Company(会社；自院)から構成されており、それぞれの視点から整理する。

図5 市場、競合、自院

	市場	競合	自院
内容			

＊

以上、3つの論理的な理由の整理方法の枠組みを紹介した。次ページからの解答例では、実際に院長を説得するための理由を整理してみよう。

【解答例】

ここでは、3C（市場・競合・自院）を用いて整理していこう（**図6**）。

①市場・顧客の視点

まず、市場・顧客の視点から考えた場合、「顧客である患者にとっても、非常に良い」ということを説明したいとする。その場合、補足する理由としてどのようなことが説明できればよいのだろうか？

〔例〕

- 従来品に比べ技術的に優れている。
- 医療機器Xの導入により検査時間の短縮につながり、患者はストレスを感じなくてすむ。
- できるだけ早くすませてほしいなどの声が、患者から多く寄せられている。

これらの理由であれば、「顧客である患者にとっても、非常に良い」というメッセージの理由になる。

②競合の視点

競合の視点から考えた場合、「競合病院と差別化が可能になる」ということを説明したいとする。その場合、補足する理由としてどのようなことが説明できればよいのだろうか？

〔例〕

- 現在、周辺地域で医療機器Xを購入している病院はない。
- 今後も他院が医療機器Xを導入する計画はなく、可能性も低い。

これらの理由であれば、「競合病院と差別化が可能になる」というメッセージの理由になる。

③自院の視点

最後に自院の視点から考えた場合、「採算性もとれる」ということを説明したいとする。その場合、補足する理由としてどのようなことが説明できればよいのだろうか？

〔例〕

- 医療機器Xを導入した場合、採算ラインとなる年間患者数は○人。
- 現状、医療機器Xの利用対象患者はすでに、採算ラインの患者数を超えている。
- また、今後開業医との地域連携を強化することで、対象患者が現状よりも□%増加することが予想される

これらの理由であれば、「採算性もとれる」というメッセージの理由になる。

図6　3Cによる回答例

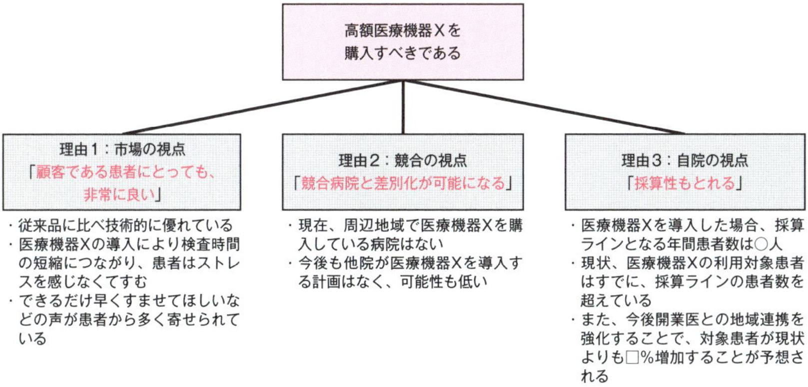
高額医療機器Xを
購入すべきである
理由1：市場の視点
「顧客である患者にとっても、非常に良い」
理由2：競合の視点
「競合病院と差別化が可能になる」
理由3：自院の視点
「採算性もとれる」
・従来品に比べ技術的に優れている
・医療機器Xの導入により検査時間の短縮につながり、患者はストレスを感じなくてすむ
・できるだけ早くすませてほしいなどの声が患者から多く寄せられている
・現在、周辺地域で医療機器Xを購入している病院はない
・今後も他院が医療機器Xを導入する計画はなく、可能性も低い
・医療機器Xを導入した場合、採算ラインとなる年間患者数は○人
・現状、医療機器Xの利用対象患者はすでに、採算ラインの患者数を超えている
・また、今後開業医との地域連携を強化することで、対象患者が現状よりも□%増加することが予想される

①〜③のように整理し、これらを総合すると、院長に対して次のような説得が可能になる。

「院長、高額医療機器Xを購入すべきだと考えます。理由は大きく3つあります。1つ目は患者にとっても、非常に良い(メリットがある)こと。2

つ目は競合病院との差別化になること。3つ目は採算もとれること。これら3点の理由から、高額医療機器Xは購入すべきであると思います」

補足理由も整理されているため、院長の質問にも対応でき、結論に説得力が増す。これが論理思考である。

*

本問では、3Cを利用して整理をしたが、重要なことは出した結論の背景に必ず理由を持ち続けることである。常に「結論は○○である。なぜならば……」という思考を繰り返し、日々意識して続けることで論理思考のスキルは向上する。

実践の手引き　言いたいことは、一呼吸置いて考えよう

論理的に説明するためには、次の3点を意識しよう。

①言いたいことの理由はあるか。

②言いたいことが整理されているか。

③言いたいことにモレやダブりはないか。

§3 SECTION

仮説思考

§3　仮説思考

時間と質において、効率を上げるスキル

1　状況説明と仮説思考の違い

C病院の健診事業部別の収益推移を見てみよう（**図7**）。

C病院の検診センターには、出張検診事業、女性検診事業、人間ドック事業の3つがある。検診事業担当者のaさんとbさんが会議で次のように**図7**の説明をした。

aさん：人間ドック事業は横ばいで、女性検診事業は伸びており、出張検診事業は下降しています。

bさん：人間ドック事業は、かねてよりリピーターの利用が多く利益は安定的です。一方、○○を契機に女性検診事業と出張検診事業は逆転しました。よって、検診事業について、出張検診事業からは撤退。人間ドック事業で確実に利益を上げ、女性検診事業に資源を集中すべきではないかと考えます。

aさんの説明は間違いではなく、正しく状況を伝えている。つまり、aさんが行っているのは、現状を報告した状況説明である。しかし会議は議論する場であり、何らかの方向性を決め現状を変えていくことが必要である。aさんのような現状の報告なら、わざわざ会議をする必要はなく、書類やメールで連絡すればよい。

bさんの説明は、現象と理由を述べ、最後に自分の考えを加えている。注目してほしいのは、撤退すると決定しているのではなく、仮説的に撤退

の方向を提案していることである。これにより、本当に撤退すべきか、次回の会議での議論につながる。bさんのように仮説で考え、それを検証し、今後の方向性を決定していくことを仮説思考という。

仮説思考のポイントは、現状について「なぜ、そうなのか？」と理由を考えることと、「どうするか？」と行動を考えることである。問題解決にはスピードと効率性が重要であり、状況と行動を同時に検討する仮説思考は大いに役立つ。

図7　C病院の検診センターの事業別推移

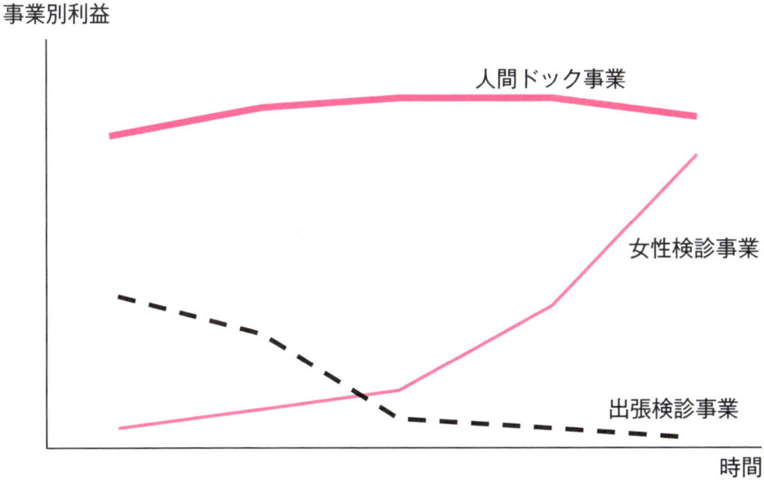

2　仮説思考のポイント

(1) どうするのか、どう行動するのか、常に結論を持つ

図8で考えてみよう。「体重が増えた」という現状がある。このままでは、いつまでも変化はない。そこで現状に変化を起こすために、「それで、何なの？(So What？)」を繰り返して考えてみよう。この問いを続けること

によって、現状がアクションに変化する。

図8　結論の仮説とは？

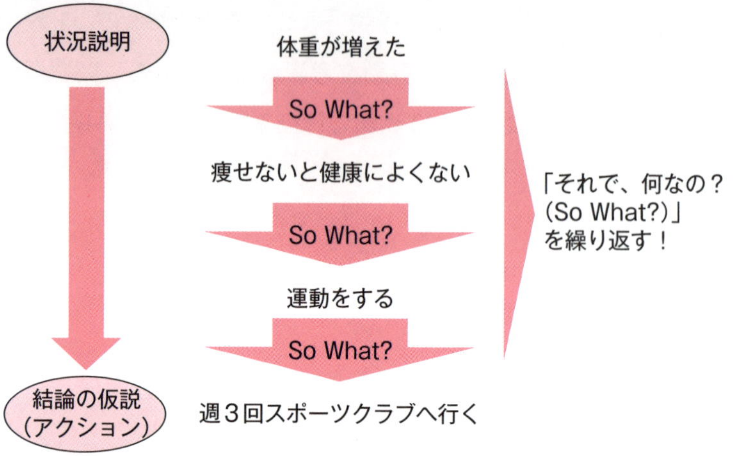
状況説明
体重が増えた
So What?
痩せないと健康によくない
So What?
運動をする
So What?
結論の仮説（アクション）
週3回スポーツクラブへ行く
「それで、何なの？(So What?)」を繰り返す！

（2）なぜそう思うのか、理由やメカニズムを考える

仮説で考える際には、確固たる理由を持つことが必要である。適当に仮説を立てるのではなく、そう考えた理由を「それで、何なの？（So What?）」とセットで考える。

「スポーツクラブへ行く」と考えた場合を例に考えてみよう。まず、その結論を出した理由を考える。なぜウオーキングではダメなのか、なぜスポーツクラブがよいのか、結論を導いた背景や理由をセットで考えることにより、仮説の精度や相手に説明する際の根拠が明確になる（**図9**）。

図9　理由の仮説とは？

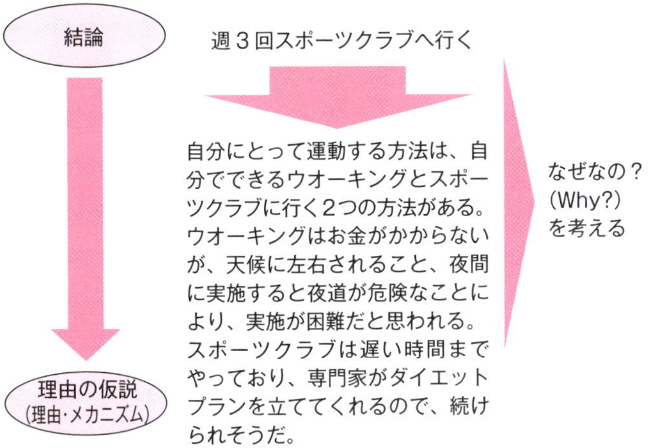

結論
週３回スポーツクラブへ行く
自分にとって運動する方法は、自分でできるウオーキングとスポーツクラブに行く2つの方法がある。ウオーキングはお金がかからないが、天候に左右されること、夜間に実施すると夜道が危険なことにより、実施が困難だと思われる。スポーツクラブは遅い時間までやっており、専門家がダイエットプランを立ててくれるので、続けられそうだ。
なぜなの？
(Why?)
を考える
理由の仮説
(理由･メカニズム)

何か問題が発生した場合、「○○が起きています。△△となっています」では、問題解決は進まない。穏やかな水面に石を投げて水面を動かすような思考が必要である。その石の役割をするのが、「それで、何なの？（So What？）」「なぜなの？（Why？）」と思考することである。カンファレンスや会議などで状況報告を聞くことも多いが、参加者一人ひとりがこの2つのキーワードを基に思考する習慣をつけることによって、「状況報告型組織」から「思考型組織」へと変わることができる。

（3）ベストを考えるより、ベターで実践し修正していく

ものごとを実施する場合、PDCAサイクルを意識するとよい。

PDCAサイクルとは、〔計画（Plan）→実行（Do）→検証（Check）→改善（Action）〕の流れである。どんなにすばらしいプランを立てても、実行しなければ効果は出ない。仮説思考で原因や解決策を考え、検証しながらものごとを進めていく場合、正しい原因や解決策を追究しても時間がかかるばかりである。その時点での仮説を立て、70％程度正しいと思った

ら実行するという、ベストよりもベターで実行する迅速さが必要である。どんなに立派な計画や答えもそれが実行されなければ0点で、ものごとに変化は起きず、時間だけが過ぎて結果は出せない。一発で100点をとるよりも、70点→80点→90点と点数を上げて進化させていくほうが、はるかに迅速に問題解決が進むのである。現時点での仮説を立て、実行を繰り返して完全なものに近づけていこう。

まとめ 仮説思考

何かを決断する場合、「もし、失敗したら……」などと考え行動を躊躇して、なかなかものごとが進まないことがある。仮説思考とは、裏づけのあるデータやインタビューなどの事実から何をすべきか検証し、行動を進化させていく思考である。この思考を学ぶことにより、行動のスピードが上がる。

演習問題　D病院はICUベッドがいつも満床であるため、救急車を断らざるを得ない状況となっている。ある時、あなたは経営幹部から救急車を断らないための改善策を出すように指示された。そこであなたは、院内のスタッフ数名にヒアリングを行い、下記のようなコメントをもらった。このヒアリング結果をもとに、課題に対する仮説を立て、それを証明するために必要な分析や情報を列挙せよ。

〔ヒアリング結果〕

◆「ICUが一杯なのは問題だ。これでは患者に申し訳ない。即ICUベッドを増やすべきだ」(救急医)

◆「この病院に20年いるが、当院は救命救急の指定を受けており、重症な患者が運ばれてくる。その分、ICUも多く必要である。心臓外科単独で使えるCCUが必要である」(心臓外科医)

◆「ICUの患者の中には、非常に在院日数の長い患者がいる。本当にICUに入院し続ける必要があるのか？　一般病棟で十分管理できるのではないか？」(ICU看護師)

◆「前に勤務していた病院と比較して、救急患者の重症度に大きな差はないと思う。普通ではないか」(看護師)

◆「当院のICUの数は、以前私がいた病院と比べて、決して少なくないと思う」(事務職員)

◆「ICUでの退院基準が曖昧。医師によってその判断はまちまちである」(看護師)

【解説】

ヒアリング結果を見ると、それぞれの立場から、好きなことを言っているのがわかる。個別の意見に惑わされず、「それで、どうなのか？」「なぜ、そう言っているのか？」などを考えながら、救急車を断らないためにはどうすればよいか、仮説的に検討してみよう。

大きく分けると、ICUの病床を増やすか、今の病床数のままオペレーションを変えて受け入れるようにする方法が考えられるのではないか。

現場の声を聞くと、ICU対象外の患者が入院している可能性もあり、そのような患者を一般病棟に転棟させることができれば、病床が空きそうだ。つまり、オペレーションの改善を優先的に考えたほうがよいことになる。

そこで仮説として、「ICUにおける長期入院患者を一般病棟に移管し、ICU全体の平均在院日数を短縮することでICUベッドに空床ができ、救急患者を断ることなく受け入れることができる」とした。

それが実行可能かどうか、次の2つの視点で考える必要がある。

①ICUの患者を転棟させることができるのか。
②空床は、断っている救急車の患者をカバーできるのか。

単にICUの入退院基準だけでなく、受け入れる病棟側の問題や救急車の問題と、患者の流れを理解したうえで、検証する項目を列挙するとよい。

【解答例】

仮説をつくるためには、**図10**のように、ざっくりとした情報収集の中から仮説を考える。仮説を立て、検証する項目を決め、さらに深い情報収集、情報分析をしていく。仮説なので、間違っていても構わない。

むやみやたらに、情報収集、情報分析をするよりも、仮説を立ててから、情報収集、情報分析をするほうが、結果を出すまでのスピードが速くなる。

図10　解答例

仮説

ICUにおける長期入院患者を病棟に移管し､ICU全体の平均在院日数を短縮することでICUベッドに空床ができ､救急患者を断ることなく受け入れることができる！

検証すべき事項

・ICUにおける長期入院患者は、病床の何%程度を占めているのか？
・それらの患者は医学的に見て、本当に一般病棟に移せるのか？
・一般病棟に受け入れの余裕はあるのか？
・移管により、どの程度ICUベッドに空きが出るのか？
・その空きは、断っている救急車を受け入れることができるほど、十分なものか？

実践の手引き　**その時点での仮説を持ち､行動を起こすことを考えよう**

①どうするのか、どう行動するのか、常に結論を持つ。

②なぜそう思うのか、なぜそうするのか、その理由やメカニズムを考える。

③ベストを考えるより、ベターで実践し修正していく。

§4
SECTION

MECE

§4 MECE

混乱した頭を整理するスキル

1 MECE（ミーシー）とは

他人に何かを伝える際、「何を言っているのかわからない」という顔をされたことはないだろうか。あるいは、同じ言葉を繰り返して堂々巡りになってしまったり、頭の中が混乱してしまったことはないだろうか。

自分では考えて行動したり伝えたりしているつもりでも、理路整然とした整理ができていないことは意外と多い。

カンファレンスや会議の中で、箇条書きにまとめられた報告書を目にすることがある。しかし、箇条書きされただけでは、頭の中にあるものを羅列しただけで終わることが多く、整理されていない可能性がある。全体像をとらえ整理する場合、次の3つのポイントで考えるとよい。

①整理されたものにモレがないか。

②整理されたものにダブりがないか。

③整理されたもので全体となっているか。

このように全体をモレなくダブりなく整理する方法を、MECE（ミーシー）(Mutually Exclusive and Collectively Exhaustive）という。「お互いに重複がなく、全体としてモレがない」という意味である。簡単に言うと、全体を「モレ」と「ダブり」がない部分集合に整理するということである（**図11**）。

図11　MECEとは？

MECEとは、「個々の要素が重なり合うことなく、全体としてモレがない」という集合の考え方。「全体集合Xにおいて、AとBとCはMECEな関係」であるという。

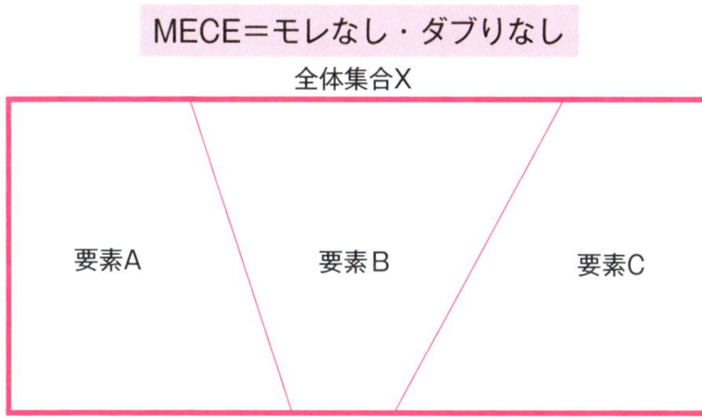

全体をモレなくダブりなく整理することがなぜ重要なのだろうか。その理由は2つある。

①モレによる狭まりをなくすこと。
②ダブりによる非効率をなくすこと。

アンケート作成や業務分担だけでなく、今起きている問題の原因や解決策を考える際もMECEを用いて思考を整理する。なぜなら人はものごとを思考する際、自分の経験や知識などの既成概念に頼り、全体を見落としてしまいがちになるからである。また、ネガティブな要素については、「過去にうまくいかなかった」「そんなことは無理だ」など、最初から否定してしまうことがある。そうなると、可能性を考える余地さえもなくなり、目に見えているものだけで検討しがちになる。もしかしたら、否定したものの中にこそ、可能性のある解が存在するかもしれない。そのために、全体をモレなく整理することが重要なのである。

2　フレームワークを使ったMECEの活用

MECEに分けるには、慣れが必要である。まず、日常生活で目にしたものをMECEで分けてみよう。店、乗りもの、入院患者、外来患者など何でもよい。年齢、性別、誕生月、住所など切り口はいくらでもある。

MECEに分ける切り口は無数にあるが、その中から効果的な分け方を探すのは、なかなか難しい。そこで役立つのが、すでにMECEに分けてある汎用的なフレームワーク（問題解決に役立つ思考の枠組みや分析ツール）を用いることである。このフレームワークに沿って当てはめていけば、簡単にMECEに整理することができる。

（1）業務フロー：業務の流れを整理する時に使えるツール

業務フローとは、ものごとの流れやステップを時系列に整理したものである。時間の経過に沿って課題や解決策を考える場合に利用できる。

製造業であれば、製品が開発されユーザーに届くまでには、〔研究→開発→仕入れ→製造→広告宣伝→流通→販売→アフターサービス〕という流れを経る。製品の製作コストが高いという問題があった場合、業務フローに沿って考えていけば、何が問題かを整理できる。

病院ではさまざまな職種が時系列的に関わるため、業務フローを応用しやすい。例えば与薬ミスが発生した場合、〔指示受け→薬剤部からの薬剤受け→与薬準備→与薬→与薬後〕などのフローに分け、現在どのような方法で実施しているか、それに対してどのような改善策があるかを考えていけばよい。

図12はメディカルソーシャルワーカーの業務を業務フローで示し、その流れごとに課題と解決策のアイデアをまとめたものである。

患者の受診経路をフローで考えると、〔外来→入院→手術→退院〕と考えることができる。このフレームワークを用いて業務を整理したのがクリティカルパスである。クリティカルパスは、業務フローのフレームワークを用いて、外来から退院までを「いつ、何の目的で、何を実施するか」という視点で整理したものである。横軸を病日で分ける方法や、急性期、リハビリ期など患者状態で分ける方法がある。縦軸の治療行為も、MECEにモレなくダブりなく記載されないと、コストのムダや患者の回復に影響を及ぼす。

図12　業務フロー事例（メディカルソーシャルワーカーの新しい役割と動き方）

	受け皿に関する日々の情報収集	トリアージ（患者評価）	MSWへの伝達	患者情報収集	退院調整	フォローアップ
これまで	・この業務に関して明確に責任を持ったところが存在しない	・トリアージの基準があいまい（社会的問題とは、転院のみか？） ・トリアージのタイミングが遅い	・伝達のタイミングが遅い（突然言われる） ・伝達時に退院予定日が定まっていない、知らされない	・情報収集のタイミングが遅い（十分な時間がかけられない）	・調整が場当たり的で、既存の受け皿が有効に活用されていない（患者と受け皿とのマッチン方法）	・あまり行われていない
改善方法	・MSWに連携先の開拓・維持の責任を持たせる	・トリアージの基準づくり ・パスへの入れ込み	・パスへの入れ込み ・予定日の柔軟性の確保 ・病棟との頻繁なコミュニケーション	・MSWが直接病棟に出向く ・病棟カンファレンス	・調整方法の見直し（スケジュール管理）	・連携先との連絡 ・患者との連絡

（2）マトリックス：行列で整理するツール

実施することがたくさんあり、何から手をつけてよいかわからない場合、優先順位を指南するものとして**図13**のようなマトリックス図を使って改善策を整理する方法がある。縦軸を実現の難易度で、横軸を改善後のインパクトの大小で分けることが多い。難易度とインパクトをそれぞれMECEに分解して組み合わせている4つの囲み（事象、セグメント）には、さまざまな改善策を入れる。その際、実行しやすく、改善のインパクトが大きいのは右上のボックスであり、そこに該当する項目から実行していくと効果的である。

その他、マトリックスを利用して人材を能力（スキル）とやる気（ウィル）の高低でMECEに分け、4つの事象（セグメント）で評価することもできる。両方を兼ね備えた人材を採用したいが、そのような人がいなかった場合は、スキル重視かウィル重視か、組織的に判断しなければならない。

図13　マトリックス事例（顧客満足度増加対策）

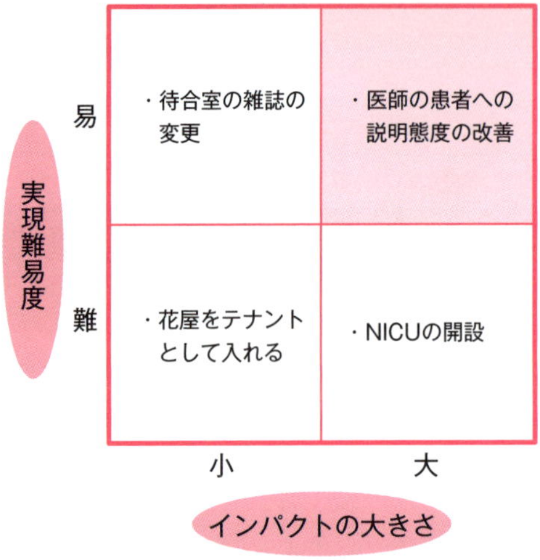

3　MECEによるグルーピング例

整理したいが情報が多くてまとまらない場合や、どのようにまとめてよいかわからない場合は、MECEを使って整理することで、全体をわかりやすく整理できる。

ある病院で「患者からの声BOX」の内容をまとめた結果、以下のような意見が集まった。

・置いてある雑誌が健康に関するものだけでおもしろくない。
・駐車場が広いので駐車しやすい。
・電話の受付が無愛想である。
・薬が多くて困っているが、減らしてほしいと言えない。
・S先生は説明がわかりやすい。
・医者が汚いスリッパをはいている。
・看護師さんが親切で癒された。
・トイレが改装され、においがなくなった。
・妊娠3か月時に風邪を引いた時、たらい回しにあった。

箇条書きでは全体像が見えないので、MECEを使ってグルーピングしてみよう。

グルーピング例①

最も簡単なのは、不満点と満足点で分ける方法である。箇条書きのまま報告するよりも、不満点と満足点に分けて整理したほうが格段にわかりやすくなる。

グルーピング例②

次に、誰に報告するかという視点から考えてみたい。例えば、診療部門のスタッフが知りたい情報は、診療部門に関することである。そこで診療部門に関することと、診療部門以外のことに分けることができる。

グルーピング例③

グルーピング例①と②を組み合わせ、診療に関することと、診療以外のことに分け、それをさらに不満点と満足点に整理する。仮に、この結果を診療部長に伝えるとすれば、診療に関することを不満点と満足点に分けて伝え、診療以外のものは参考資料として渡すこともできるだろう。

このように、MECEを用いてものごとを整理し、相手にとって重要な項目を伝え、それ以外は簡潔にすれば時間を有効に使うことができ、相手に与えるインパクトも大きくなる。

グルーピング例④

ハードに関する項目とソフトに関する項目に分け、さらにハードを備品と設備、ソフトを職務態度と医療サービスのように分けて整理することもできる。

職務態度や医療サービスがソフトに関する項目なのかという疑問があるかもしれないが、ここで重要なのは、全体像や分けた項目が誰にでも違和感なく共有できることなので、厳密な項目立てにこだわる必要はない。

グルーピング例⑤

改善を必要とするもの、しないものに分け、改善を必要とするものをさらに分けることも可能である。例えば改善するのにかかる時間、コスト、実施者などで分ける方法がある。時間は1か月、1年、それ以上など、短期中期長期計画に基づいて分類してもよい。

コストは改善を考える際の重要なファクターとなる。個人負担なのか、病院負担なのか、無料でできるのか、予算10万円以下か、10万円以上かなど、価格を設定して分けることができる。実施者は病院全体で取り組むのか、部署単位で取り組むのかなどで分けることもできる。

このように、MECEの切り口は無数にある。日々の業務の中で、あらゆる切り口を考えるだけでも頭の柔軟性を高めるトレーニングになるだろう。しかし大切なことは、そもそも何のために分けているのか、目的を考えて行うことである。MECEに分けることで何をしたいのか、誰に何を伝えたいのかを明確にし、合致した切り口を考えることが重要である。

まとめ MECE

MECEは、ものごとをモレなくダブりなく整理する際に役立つ。ゼロベース思考、論理思考、仮説思考の3つの思考法によって凝り固まった思考力(考え)を解きほぐし、解の深さと幅を広げ、MECEに整理していく。

演習問題　病院全体の収益または、入院収益をMECEに分けてみよう。また、どのような目的の時にその分け方が効果的かも、併せて考えてみよう。

【解説】

〔悪い例〕

MECEの例を見る前に、MECEの悪い例を見てみよう。

以下の例は、病院の収益をMECEに分けられているだろうか？

①内科系診療科からの収益／外科系診療科からの収益

②男性患者からの収益／女性患者からの収益／高齢者からの収益

③入院収益／外来収益／手術収益

まず①の診療科を「内科系／外科系」に分けている例である。病院によってはこれでうまく分けられることもあるが、泌尿器科、眼科、産婦人科など、どちらにも入らない（もしくは、どちらにも当てはまる）診療科もある。つまり、この例は、「ダブりはないが、モレがある」分け方である。

続いて②の「男性／女性／高齢者」という分け方を見てみよう。この例は、男性／女性ならばMECEと言えるが、高齢者が入ることでMECEではなくなっている。「男性の高齢者」も「女性の高齢者」もいるので、この例は「ダブりがあるが、モレはない」分け方である。

最後に③の「入院／外来／手術」という分け方を見てみよう。まず、「手術」は入院で行う場合も外来で行う場合もある。つまり「手術」という切り口は「入院／外来」とダブっている。さらに、病院全体の収益を考えた場合、健康診断・ドックなど入院にも外来にも当てはまらない収益があるので、

「モレ」もある。つまり、この例は「ダブりもあるし、モレもある」分け方になってしまっている。

図14　MECEの悪い例

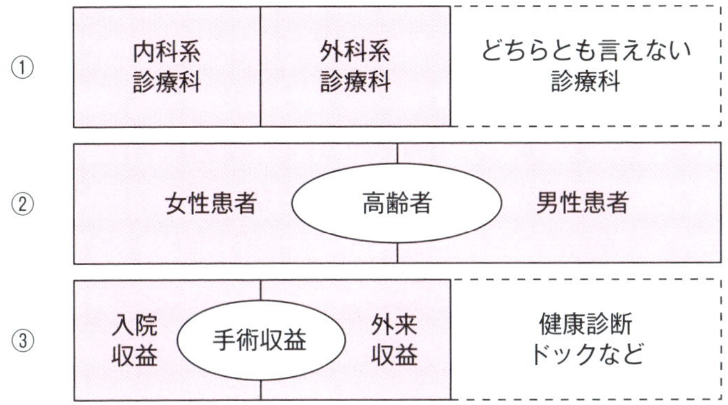

〔さまざまなMECEの例〕

MECEの例①　病院の収益＝入院診療収益＋外来診療収益＋その他

病院の損益計算書に従った分け方。ここでは、室料差額収益や保健予防活動収益（ドック等）といった収益を「その他」としてくくっている。病院全体の収益構造を分析する場合などには効果的な分け方である。

MECEの例②　病院の収益＝消化器内科＋整形外科＋……（診療科別）

限られた資源（ヒト・モノ・カネ）をどのように配分するかは病院経営において非常に重要。院内の診療科を比較し、強化する診療科などを検討する場合は、「診療科別」で収益を分けるのも1つの方法である。

MECEの例③　入院収益＝投薬＋注射＋検査＋画像＋処置＋その他

DPC参加病院などで包括に含まれる診療行為の削減を考える場合、入院収益（出来高換算）を診療行為別に分けることが考えられる。さらに疾患別もしくは患者別に分けて比較することで、改善すべき診療行為を見つけ出すことができるであろう。例では投薬、注射、検査、画像、処置といった収益が大きい行為を抽出し、その他の診療行為は「その他」といった形でまとめている。

MECEの例④　入院収益＝手術あり患者収益（手術前収益＋手術収益＋手術後収益）＋手術なし患者収益

入院収益を手術あり患者・手術なし患者に分け、さらに手術あり患者収益を業務フローの考え方で時系列に分解した例（**図15**）。さらに疾患別に分解することで、手術前に多く収益が発生している疾患、手術後に多く収益が発生している疾患など、疾患ごとの特徴が見えてくる。DPC病院の場合、手術前に多く収益（出来高換算収益＝診療行為）が発生している疾患は検査などを外来化できないか、手術後に多く収益が発生している疾患はパスなどを強化して後方連携できないかなど、収益を分解することで、診療行為の改善を検討することができる。

図15　MECEの例④

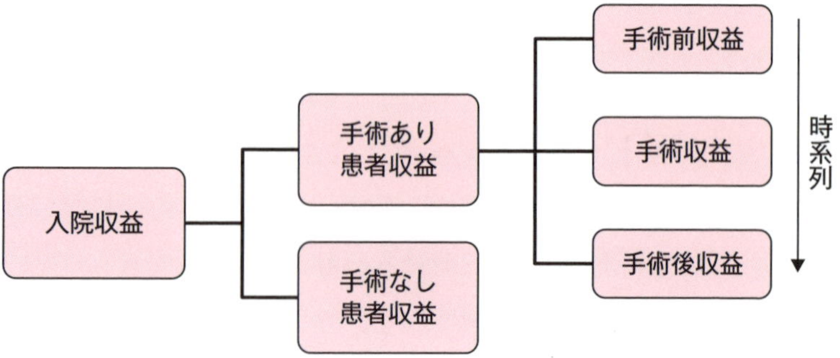

MECEの例⑤　入院収益＝患者の入院ルート（救急＋紹介＋外来）×疾患群（MDC、ICDなど）

入院収益をマトリックスで分解した例（**図16**）。このように分解すると、自院において各疾患群がどのような入院ルートで利益を上げているかがわかる。今後の戦略立案などが目的のときには検討材料の1つになるだろう。入院ルートもMDC等の疾患群もMECEである。

図16　MECEの例⑤

疾患群＼入院ルート	救急車	紹介	外来
神経科	●●円		
眼科			
耳鼻科			
呼吸器科			
循環器科			
⋮			

（網掛け）：最も収益が高い入院ルート

実践の手引き　切り口を考え、モレなくダブリなく分けよう

①MECEは小学校で学んだ集合の考え方で、全体集合をモレなくダブりなく分ける方法である。

②分ける方法は何通りもあるが、その目的に合致した分け方を考える。

§5

SECTION

ロジックツリー

§5 ロジックツリー

表面的ではなく、問題を深掘りするスキル

1　意見やアイデアの整理に便利なロジックツリー

課題に対して、十分に意見やアイデアが出ているだろうか。それらの意見やアイデアは、うまく整理されているだろうか。

検討の幅を広げたり、検討内容を深めるには、論理的に整理する必要がある。その際に便利なツールが、ロジックツリーである。

ロジックツリーは、ものごとを論理的に分析・検討する際に、MECEの考え方を用いてツリー状に整理したものである。カンファレンスや会議の際に意見を整理する場合、業務改善で原因や解決策を考える場合、患者や上司、部下、他部署などへ情報を伝える場合など、あらゆる場で情報を論理的に分析・整理するのに役立つ。

概念的には、**図17**に示すように、各階層のそれぞれの枝葉をMECEに整理したものである。

図17　ロジックツリーとは？

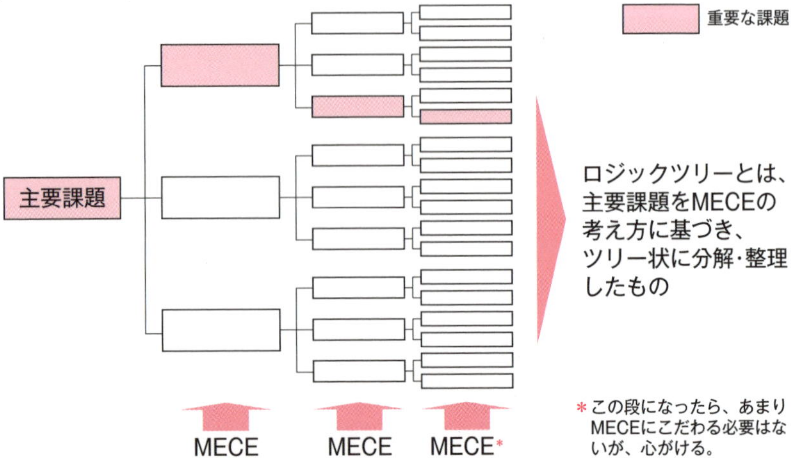

重要な課題
主要課題
ロジックツリーとは、
主要課題をMECEの
考え方に基づき、
ツリー状に分解・整理
したもの
MECE
MECE
MECE*
＊この段になったら、あまりMECEにこだわる必要はないが、心がける。

箇条書きで示した場合、意見がランダムに記載されるため、モレやダブりが生じたり、意見のレベル感が合わない、具体化されないなどの問題が生じやすい。ロジックツリーで整理することにより、モレやダブりをなくすことができ、レベル感が整理され、枝葉にいくほど具体化される（**図18**）。

図18　なぜロジックツリーが重要なのか？

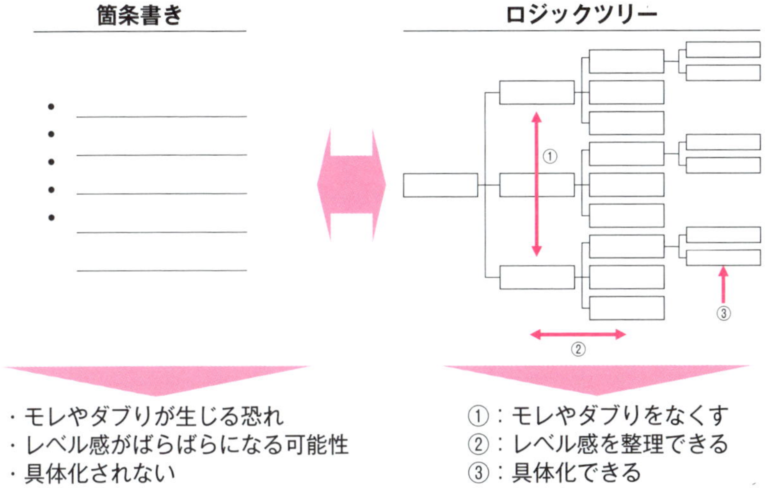
箇条書き
ロジックツリー
①
②
③
・モレやダブりが生じる恐れ
・レベル感がばらばらになる可能性
・具体化されない
①：モレやダブりをなくす
②：レベル感を整理できる
③：具体化できる

2　ロジックツリーの作成法

ロジックツリーをつくる場合、全体集合を分解していくトップダウン方式と、末端から全体集合にまとめていくボトムアップ方式がある。

トップダウン方式で考える場合、「そもそも、これはどういうことか？」と思考しながら、MECEに分解することを繰り返していく。その方法はMECEを意識して分解していく方法と、数学的発想で四則計算を用いて分解していく方法がある。

一方、ボトムアップ方式で考える場合は、「これらはつまり、どういうことか」と思考しながら、雑多なものをグループ化してまとめていく。

（1）トップダウン式分解法

①MECEで全体集合を分解する

カンファレンスがうまく機能していない場合、どのように考えていけばよいだろう。例えば、ある程度意見が出たところで、開催前のルール、開催中のルール、開催後のルールに分解して意見の幅や内容を深めていくことができる。あるいは、司会者のルール、参加者のルールと分けて、それぞれに対する意見を検討することも可能である。カンファレンスがうまくいかない原因や改善策などをあらかじめMECEに分けたうえで、1つひとつ議論していく。

②数学的発想で全体集合を分解する

小学校で「3＋2＝5」という計算を学んだ。しかし、ロジックツリーを考える場合は、答えを「5」にするための方法を思考する。つまり答えは1つではなく、たくさんあるのだ。

例えば、職員の給与について、四則計算を用いMECEに分けてみよう。〔職員の給与＝正社員の給与＋パート社員の給与〕という分解もできるし、〔職員の給与＝1人当たりの平均給与×職員数〕という分け方もできる。

ここで、四則演算を用いた分解例を、いくつか記載しておく。

1）たし算で考える例（X＝□＋■）

〔患者数＝外来患者数＋入院患者数〕

2）掛け算で考える例（X＝□×■）

〔外来収入＝外来単価×外来患者数〕

〔新幹線の利用者数＝車両数×座席数×乗車率〕

3）引き算で考える例（X＝□－■）

〔貯金＝収入－支出〕

〔利益＝収入－コスト〕

4）割り算で考える例（X＝□÷■）

〔1人当たりの医療費＝国民医療費÷人口〕

（2）ボトムアップ式全体集合法

トップダウン方式で分解方法を思いつかなくても、末端の枝葉は思い浮かぶことがある。そのような場合は枝葉をまとめ、ロジックツリーを作成していく。アイデア出しをしながらグルーピングし、全体を整理するとよい（図19）。

①アイデア出しをする

ロジックツリーを考える場合、まずはどんな可能性があるか、アイデア出しをする。皆でアイデア出しをする場合、ブレインストーミング*などを用いる。その際、メンバーの出した意見に反対意見を言わない(思わない)というルールを徹底する。「そんなこと無理。だって……」などと言う人がいると、自由に発想できる雰囲気が壊れ、現実的で表面的な意見しか出てこなくなってしまうからだ。実施の可能性の有無を問わず、とにかく意見がたくさん出るように、意見を出す人、意見を聞く人が柔軟に発想できる雰囲気をつくるとよい。

②アイデアをグルーピングする

多数のアイデアが出きったら、グルーピングをする。

③整理する

グループごとにレベル感を合わせて整理する。

④MECEになるように整理する

整理したら、ロジックツリーを客観的に眺めてMECEかどうかチェックする。例えば**図19**の場合、これまでのブレインストーミングでは、Bに該当する意見がモレている。そこで、Bのような視点からのアイデアはないかを考えてみる。また、Aのグループの意見としてa”の意見が不足している場合、a”の視点からの意見はないか考えてみる。このようにしてアイデアを出してはまとめ、そしてまた出してはまとめるという思考を繰り返し、ロジックツリーを完成させていく。

＊

トップダウン式とボトムアップ式は厳密に使い分けるのではなく、頭の中で織り交ぜながらロジックツリーを作成していくとよい。

図19　ボトムアップ式で全体集合を作成していく方法

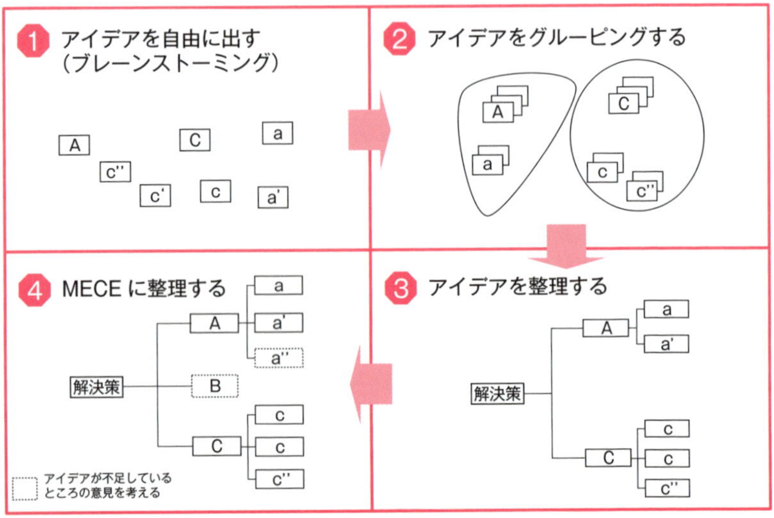

まとめ ロジックツリー

ロジックツリーは、MECEで整理した内容を基に、ものごとを深掘りし、さらにわかりやすく整理する際に役立つ。

箇条書きではなく、MECEやロジックツリーを用いることにより、体系立った整理ができる。問題の原因や解決策を考える際に、行き当たりばったりに突き進むのではなく、全体像をつかみ、体系的に整理し、問題解決を推し進めていくために必須の技術である。

＊ブレインストーミング：集団でアイデアを出し合うことで、より豊かな発想を引き出す手法。実施の際には、以下の4つの原則を守ることが重要である。

① 判断を下さない
ブレインストーミングにおいては、出てきた意見に対して、判断を示してはいけない。例えば本問のケースの場合、「増床」という意見に対して「予算がないから却下」といった発言は厳禁である。そうした判断は、ブレインストーミングが終わった段階で議論しよう。

② 自由な意見を歓迎する
ブレインストーミングでは、奇抜・斬新な意見こそ歓迎しよう。新規性のあるアイデアは奇抜に感じるもの。そうした意見が出やすい雰囲気をつくるのも、ブレインストーミング行ううえで重要なポイントである。

③ 質より量を重視
良いアイデアを言う必要はない。1つでも多くのアイデアを出すことが重要。「アイデアを一人30個挙げる」など、最初に目標値を決めてもよい。

④ 便乗を推奨する
他の人のアイデアの一部を変えたり、アイデアを合体させたりすることを推奨しよう。例えば本問のケースの場合、「新規に後方病院を開拓する」という発言の後に、「老健を開拓する」「特養を開拓する」「在宅医を開拓する」という発言が推奨される。

演習問題 **■ケース1**

あなたは急性期病院の職員である。ある日、「在院日数を短縮する方法を考えてほしい」という依頼があった。あなたを含めたスタッフは在院日数短縮のためには後方ベッドの確保が必要だと考えている。後方ベッド数を確保する方法を、ロジックツリーを用いて整理してみよう。

【解説・解答例】

今回は、ボトムアップの方法でロジックツリーにまとめてみよう。ブレインストーミングの結果、以下のようなアイデアが出た。

・増床して後方病棟をつくる。
・現状のまま病棟再編して、後方病棟をつくる。
・関連施設に特養・老健などを設立する。
・今まで交流のなかった病院を開拓する。
・病院以外の施設（特養・老健など）を開拓する。
・自院の医療圏の外にある施設を開拓する。
・連携している病院のベッド占有率を上げる。

次に意見をグルーピングしてみよう。まず大きく、自院（関連施設含む）に後方ベッドを増やす方法と、他の施設を活用する方法に分けられそうである。「自院」と「それ以外の施設」という分け方なのでMECE。

〔自院に後方ベッドを増やす方法〕

・増床して後方病棟をつくる。
・関連施設に特養・老健などを設立する。

・現状のまま病棟再編して、後方病棟をつくる。

〔他の施設を活用する方法〕

・今まで交流のなかった病院を開拓する。

・病院以外の施設（特養・老健など）を開拓する。

・自院の医療圏の外にある施設を開拓する。

・連携している病院のベッド占有率を上げる。

さらに自院に着目すると、増床・特養の設立など、ベッド自体を増やす方法と、病棟の再編など、ベッドの数は変えずに後方ベッドの割合を増やす方法に分けられそうである。この分け方は「ベッド数×後方ベッドの割合」という掛け算になっていると考えられるのでMECEである。

また、他の施設に着目すると、施設を新規開拓する方法と、すでに関係がある施設のベッド占有率を上げる方法に分けられそうである。こちらも「他施設のベッド数×占有率」という掛け算になっているのでMECEと言える。

〔自院に後方ベッドを増やす方法〕

●ベッド数を増やす

・増床して後方病棟をつくる。

・関連施設に特養・老健などを設立する。

●後方ベッドの割合を増やす

・現状のまま病棟再編して、後方病棟をつくる。

〔他の施設を活用する方法〕

●新規開拓

・今まで交流のなかった病院を開拓する。

・病院以外の施設（特養・老健など）を開拓する。

・自院の医療圏の外にある施設を開拓する。

●ベッド占有率を上げる

・連携している病院のベッド占有率を上げる。

これらをまとめると、**図20**のようになる。このようなボトムアップ方式では、出てきたアイデアなどをグルーピングしていくため、既出のアイデアだけではMECEにならない可能性がある。その場合は、「MECEで考えるとこんなアイデアもあるね」といった具合に、途中でアイデアをたしながら、ロジックツリーをつくっていこう。

図20　ロジックツリー

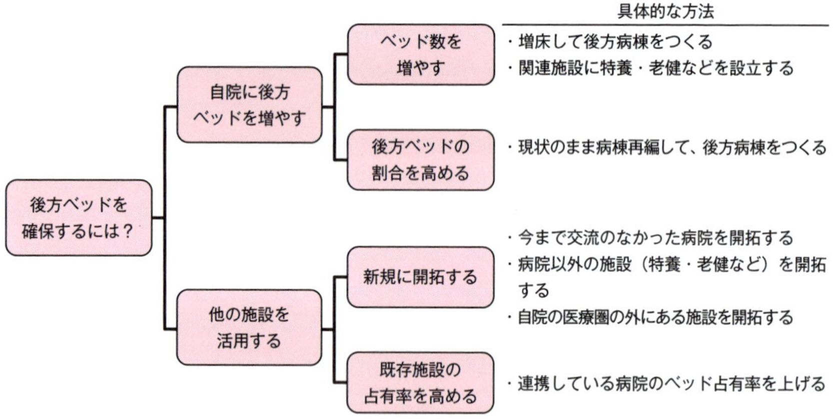

具体的な方法
後方ベッドを確保するには？
自院に後方ベッドを増やす
ベッド数を増やす
・増床して後方病棟をつくる
・関連施設に特養・老健などを設立する
後方ベッドの割合を高める
・現状のまま病棟再編して、後方病棟をつくる
他の施設を活用する
新規に開拓する
・今まで交流のなかった病院を開拓する
・病院以外の施設（特養・老健など）を開拓する
・自院の医療圏の外にある施設を開拓する
既存施設の占有率を高める
・連携している病院のベッド占有率を上げる

演習問題

■ケース2

あなたはE病院の事務局長である。ある日、院長から医業収益が減少している理由を突き止めてほしいという依頼を受けた。あなたは「収益が下がっているのは入院収益が下がっているからではないか。その原因は延べ患者数が落ちているからでは？」という仮説を持っている。収益を分解し、原因を突き止めるためのロジックツリーを作成してみよう。

【解説・解答例】

今回は、トップダウン式でロジックツリーを作成してみよう。

◆仮説を持つ

トップダウン式でロジックツリーをつくる際は、「仮説を持つ」ことが非常に重要である。なぜならトップダウンで項目を分解していく場合の「分け方（＝切り口）」は無数にあるからである。

例えば本問の医業収益にしても、「入院収益／外来収益／その他の収益」という切り口や、「診療科別」、「医師別」、「手術／それ以外の診療行為」という切り口も考えられる。これら無数に考えられる切り口のうち、どれを使うかは「仮説」によって決まる。「入院単価が下がっているのではないか？」という仮説なら、まず「入院収益／外来収益／その他収益」と分けて、さらにそれぞれを「単価×患者数」に分けることで仮説を検証できる。また「□□科が下がっているのではないか？」という仮説ならば、「診療科別」という切り口で分解していくことになる。

◆ロジックツリーを作成する

では、トップダウン式で医業収益を分解しながら、ロジックツリーをつくってみよう。

①医業収益を分解する

まず､病院全体の医業収益を分解する。今回の仮説は｢入院収益が下がっている｣であるから、「入院収益／外来収益／その他収益」と3つに分けるのがよいだろう(**図21**)。例えば室料差額を入院収益に含めるかなど、何を「その他」としてくくるかは、病院の状況と解決すべき課題(イシュー)による。ここでは単純に病院の損益計算書上｢入院収益｣｢外来収益｣となっているもの以外を「その他」とした。

図21　医業収益の分解

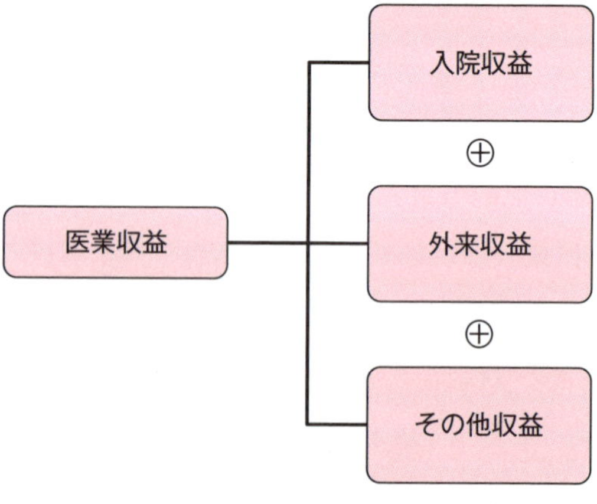

②各収益を分解する

入院収益、外来収益をそれぞれ分解していく。仮説では｢延べ患者数が下がっている｣となっていることを意識すると、収益を「△△×延べ入院患者数」という形にする必要がある。△△に当てはまるのは、「患者1人1日当たり単価」である(**図22**)。

図22　入院収益の分解

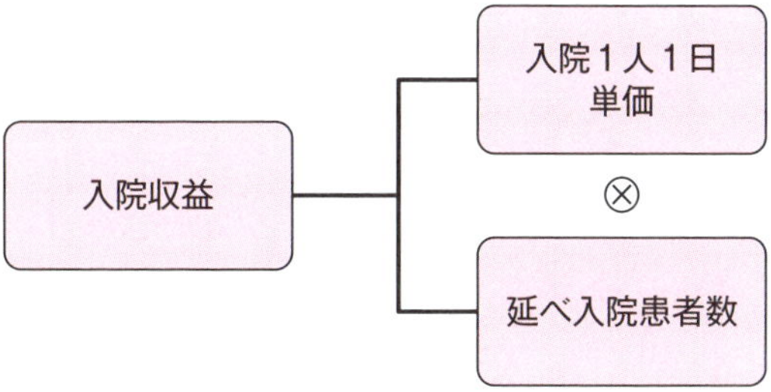

次に、延べ入院患者数を分解できないか、考えてみよう。延べ入院患者数は、平均在院日数○日の患者が何人入院していたかを示したものである。つまり「平均在院日数×入院患者数」が延べ入院患者数になる。区別するために、新入院患者あるいは実入院患者とする。病院の経営データで注目されるのは、この新入院患者である（**図23**）。

図23　入院収益の分解

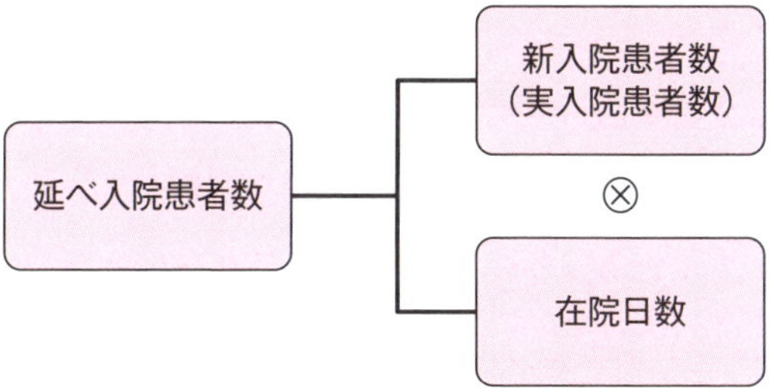

以上の分解をまとめると**図24**になる。これで、ロジックツリー（今回検討するためのフレームワーク）が完成した。

このツリーをもとに、院内のデータを図に表し、どこに問題があるかを示せばよい。また、過去との比較やベンチマーキングした場合、どこに差があるのかを図で考えることにより、全体観を失うことなく検討を進めることができる。

図24　分析の全体像

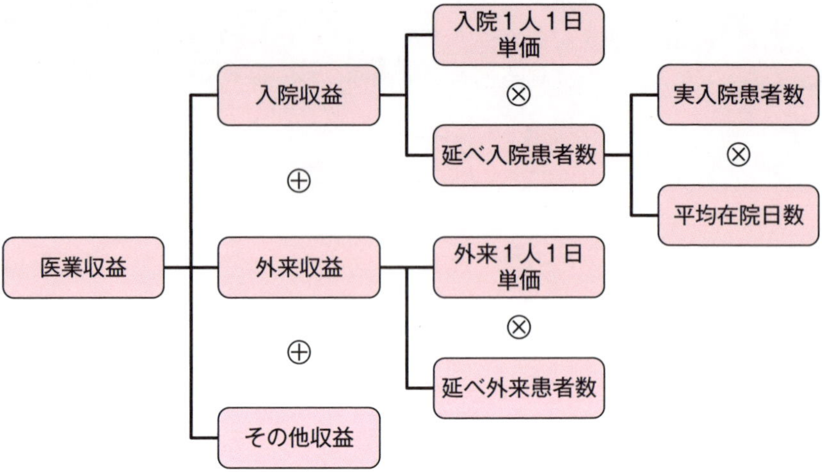

実践の手引き 意見やアイデアをMEMCにツリー状に整理しよう

①箇条書きでの整理は、情報の羅列になりがちなので注意する。

②ロジックツリーを使い、モレなくダブりなく整理する。

③トップダウン式でロジックツリーを考える場合、「そもそもどういうことか」という思考を基に、MECEに分解していく。

④ボトムアップ式でロジックツリーを考える場合、集まった内容をグループ化し、「つまりどういうことか」という思考を基にMECEにまとめていく。

演習問題 **応用編**

あなたはF総合病院の事務局長である。ある日の経営会議で、過去3年間、病院の医業収益が下がり続けていることが指摘された。資料1～6を参考に、問題点を見つけ出してみよう。

（資料1） F総合病院の情報

項目	内容
病床数	350床
稼働率	86%
看護体制	10対1
診療科	循環器内科・呼吸器内科・消化器内科・内科・外科・整形外科・泌尿器科・産婦人科・呼吸器外科・眼科・皮膚科・麻酔科・放射線科・リハビリテーション科・リウマチ科・耳鼻咽喉科

（資料2） F総合病院の収益等の動き

項目	3年前	2年前	1年前	現在
医業収益	6,060,000	5,890,060	5,606,050	5,363,500
入院収益（千円）	5,000,000	4,855,600	4,542,500	4,312,000
外来収益（千円）	1,000,000	974,820	1,004,150	992,340
その他（主に健診；千円）	60,000	59,640	59,400	59,160
入院単価（円）	40,000	39,800	39,500	39,200
外来単価（円）	15,000	14,770	15,100	14,900
平均在院日数（日）	18	19	18	18

（資料3）　F総合病院の職員の声

・健診センターがあるのはよいが、いつも暇そう。ここの収益が下がっているのではないか？（看護師）
・F総合病院のある医療圏は人口が急激に減っている。人口が減れば、患者が減って収益が減少するのは当たり前だ。（ベテラン医師）
・3年前に医師が減ってから、外来は毎日忙しそう。待ち時間も長くなってきているし、離れていった患者さんもいるのではないか？（医事課職員）
・昔から言っているが、この病院は救急が弱い！特に最近、救急車からの搬送が少なくなっているのではないか？（若手医師）

（資料4）　医療圏人口の変化（年齢別）

（人）

	3年前	2年前	1年前	現在
合計	640,287	639,316	636,074	633,459
0～4歳	26,541	25,206	22,400	20,820
5～14歳	57,655	54,721	52,268	48,693
15～19歳	30,465	29,962	28,588	27,570
20～39歳	161,000	143,344	133,671	128,505
40～59歳	166,646	171,822	176,388	175,866
60～79歳	156,973	163,129	162,656	161,713
80歳以上	41,006	51,133	60,103	70,291

（資料5）　医療圏の実患者数変化

	3年前	2年前	1年前	現在
入院（件）	46,296	46,800	46,700	47,400
外来（件）	333,333	330,000	345,800	366,300

（資料６） Ｆ総合病院の入院ルートの割合

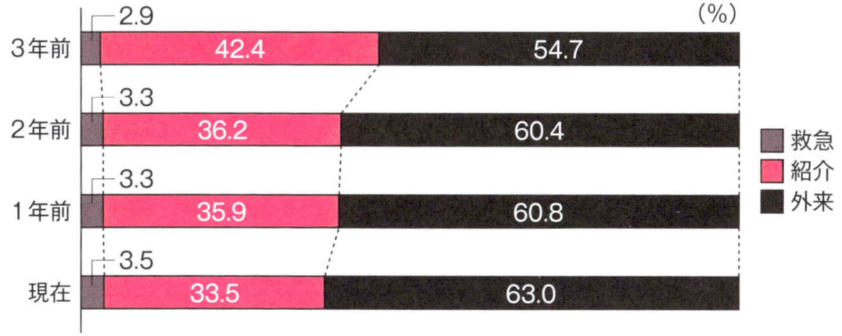

【解説・解答例】

（１）イシューの確認

日常の中で、私たちはさまざまな課題を与えられるが、そのすべてが正しい課題であるとは限らない。例えば、院長がある日、ポツリと言った「患者が減っているような気がするので、原因を調べてほしい」などの依頼の場合、実際には依頼者の感覚と現実が異なっているということもある。まずは、解くべき課題（イシュー）が正しいのかを検証しよう。

図１は、**資料２**を元にＦ総合病院の医業収益をグラフにしたものである。

図１　Ｆ総合病院の医業収益の推移（３年前を100とした指数）

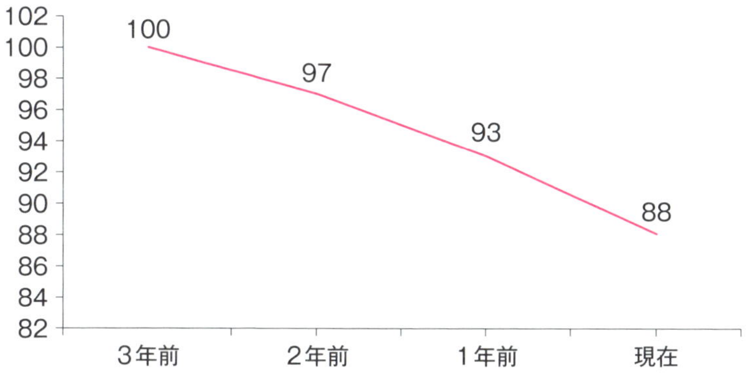

わかりやすいように3年前を100として、各年度の収益を指数で表している。確かに収益が下がっており、「収益が下がり続けているのはなぜか？」というイシューは正しそうである。そこで、この減少の原因を探っていくこととする。

（2）仮説を持つ

収益が減る原因は無数にあり、仮説を持たずにすべてのデータを分析するのは非効率である。そのため、分析を始める前にまず仮説を持ち、それを検証する形で分析を進めることが重要だ。ここで立てる仮説は、分析を整理して行うためのものなので、極端に言えば、間違っていても構わない。仮説が現実と異なっていた場合は、再度仮説を立て直し、検証を進めればよい。

皆さんは、どのような仮説を持って分析を進めただろうか？　ここでは仮に、「入院単価が下がっていることが主な要因なのではないか？」という仮説を持ったと仮定して分析を進めていく。

（3）仮説の検証（収益の分解）

医業収益が下がっていることは**図1**で確認できた。しかし、「医業収益」は病院のさまざまなところで発生する「収益」の合計値である。具体的にはどの収益が減少しているのだろうか？　現在の仮説は「入院単価が下がっている」なので、まず**資料2**を参考に入院・外来・その他という形で収益を分解してみよう（**図2**）。すると、入院収益は3年前と比べて14%も落ち込んでいることがわかる。また、「健診センターの収益が下がっている」という看護師のコメントは間違ってはいないが、健診センターの収益は3年前からあまり変わっていない。外来収益も1%しか下がっていないので、医業収益減少の原因は入院収益と言ってよいだろう（ここまでの

図2　医業収益の分解（3年前を100とした指数）

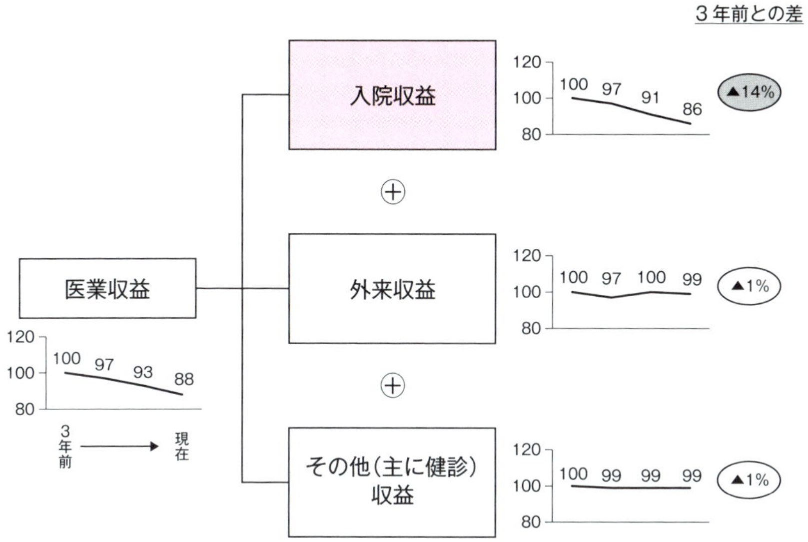

ところ、仮説は当たっている）。

（4）収益＝単価×延べ患者数に分解する

次に収益を「単価×延べ患者数」に分解してみよう。**資料1**と**資料2**をもとに分解すると、**図3**のようになる（資料には延べ患者数は出ていないが、収益÷単価で算出できる）。ここからわかることは、入院単価は微減にとどまっているが､延べ患者数は12%も減少しているということである。

仮説が間違っていたので、再度仮説を考えなければならない。入院収益に問題があるところまでは当たっていたので、「収益減少の原因は、入院延べ患者数の減少にある。その理由は、実患者の減少にあるのではないか？」という仮説を再度立てたとしよう。

なお､**図3**では､参考までに外来も「単価×延べ患者数」に分解している。これを見ると、「医師の減少により外来の患者が減っているのではないか」

図３　収益の分解（３年前を100とした指数）

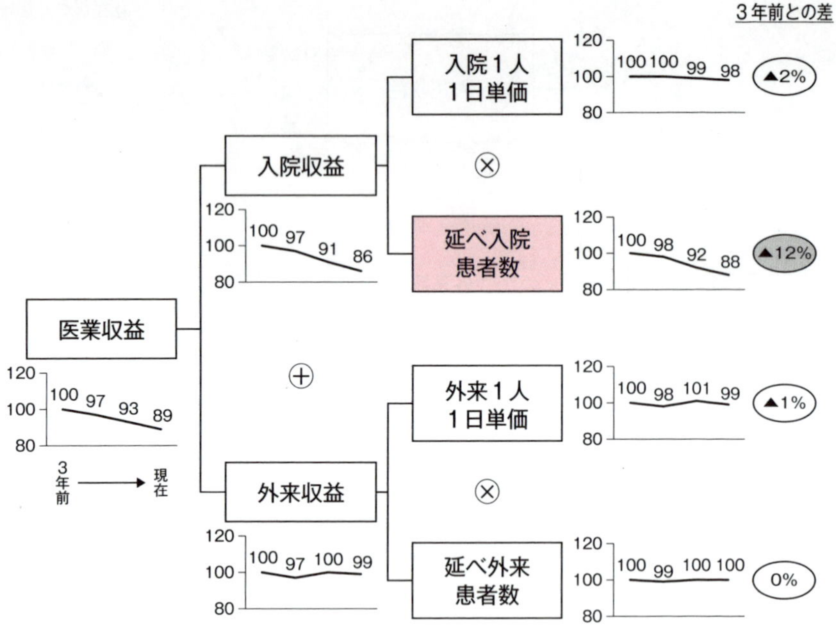

という医事課社員のコメントは、事実とは少し異なるようだ。医師は少なくなっているものの、5年前とほぼ変わらない人数を診ていると言える（医師1人1日当たり診療患者数が増えていると考えられる）。

（５）延べ患者＝実患者数×在院日数に分解する

新しい仮説を検証してみよう。（4）までの分析で、入院収益の減少が問題であること、その原因は延べ患者数の減少にあることがわかった。なぜ、延べ患者数は減っているのだろうか？　**資料２**に従って、延べ入院患者数を実患者数と在院日数に分けてみると、**図４**のようになる（資料には実患者数は出ていないが、延べ患者数÷平均在院日数で算出できる）。すると、在院日数は3年前と同等だが、実患者数が減っていることがわかる。つま

図4　延べ入院患者の分解（3年前を100とした指数）

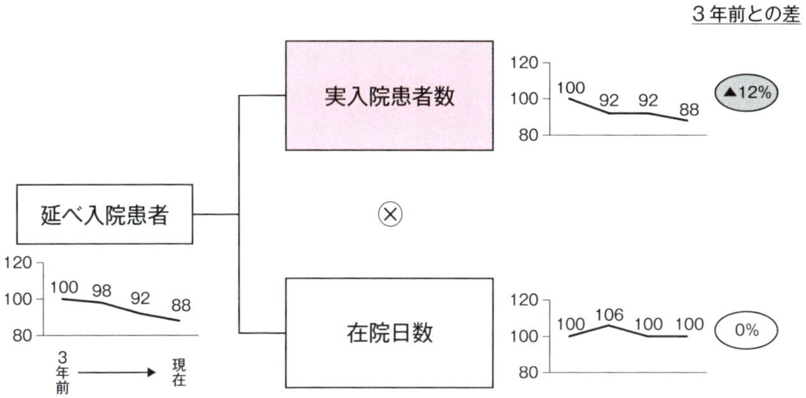

り、収益の減少は、実入院患者数の減少が主な要因だということがわかった。

（6）なぜ実患者数は減少しているのか？（仮説の深掘り）

「収益減少の原因は、延べ入院患者数の減少にある。その理由は、実患者数の減少にあるのではないか？」という仮説の検証は、（5）までで完了した。しかし、これではまだ解決策（＝アクション）までつなげることはできない。「実入院患者数の減少が原因」という結果をさらに深掘りするために、「実入院患者数が減少したのはなぜか？」という問いに対して新たに仮説を立て、深掘りの検証をする必要がある。例えば「人口が減ったために医療圏内の実患者数が減り、F総合病院の実患者数も減ったのではないか？」という、新たな仮説を立てたとする。

（7）実入院患者＝医療圏内実患者数×シェア

新たな仮説を検証するために、実入院患者を患者数とシェアに分解する。ここで急に「シェア」が出てきたことに驚くかもしれないが、医療圏内実

図5　実入院患者の分解（3年前を100とした指数）

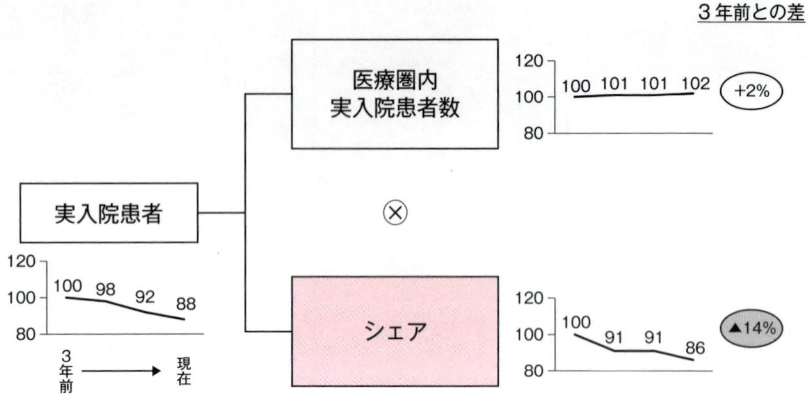

患者数が減ったとしても、シェアが上がっているとすれば、院内の実患者数は減らない。つまり、市場全体の患者数とシェアは一緒に考えるべき変数なのである。この考えに従って、**資料5**を参考に実入院患者を分解すると**図5**のようになる。これを見ると、市場はむしろ増加気味なのにもかかわらず、シェアが落ちていることがわかる。「この地域は人口の減少が急激に進んでいるから、患者も減っているはずだ」というベテラン医師のコメントは、一見すると正しい気がするが、現実にはそうとは言えない点が多く見受けられる。「これからの日本は人口が減っていく」という前提が、どの地域でも当たり前のように蔓延してしまうことで、「人口減少＝患者減少」と考えてしまいがちだが、きちんと分析すると、自院が診療する主要疾患が高齢者に多い疾患の場合、患者数にはあまり変化がない、もしくは増加傾向になることもある。思い込みを捨て、きちんと分析することが重要である。

なお、シェアについては資料がないので、実患者数÷医療圏内実患者数で逆算して算出する。実際の分析でも、必要な数値が直接的には見つけられないということがよくある。そのような場合は、手元にある数字から必

図6　入院ルートの変化（件数）

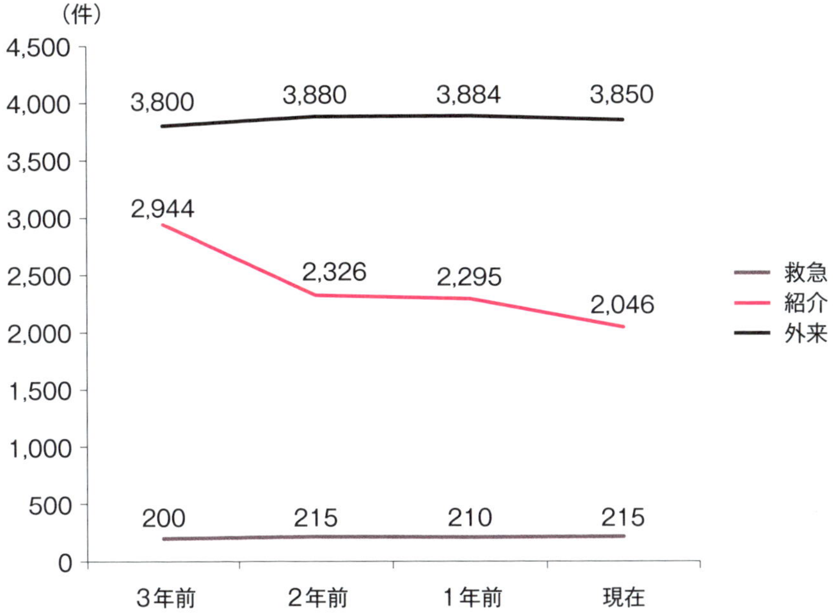

要な数値を算出できないか、論理的に考えてみるとよいだろう。

（8）シェアが落ちている原因は？

（7）までで、医業収益減少の理由は、実患者数減少によって入院収益が減ったことであり、実患者数が減少した理由は、シェアが落ちていることが原因だとわかった。

では、シェアが落ちている原因は何なのか？　ここで**資料6**を見てみよう。入院患者のルート割合が書かれている。一見すると外来と救急が伸びているように見えるが、これに実患者数を掛けて件数に直したものが**図6**である。これを見ると、紹介が減っていることが一目瞭然である。

このように同じ数字でも、グラフの見せ方で印象が大きく異なる。実際に分析する際は、グラフにだまされないこと、誤解を与えるグラフをつく

図7　分析の全体像（3年前を100とした指数）

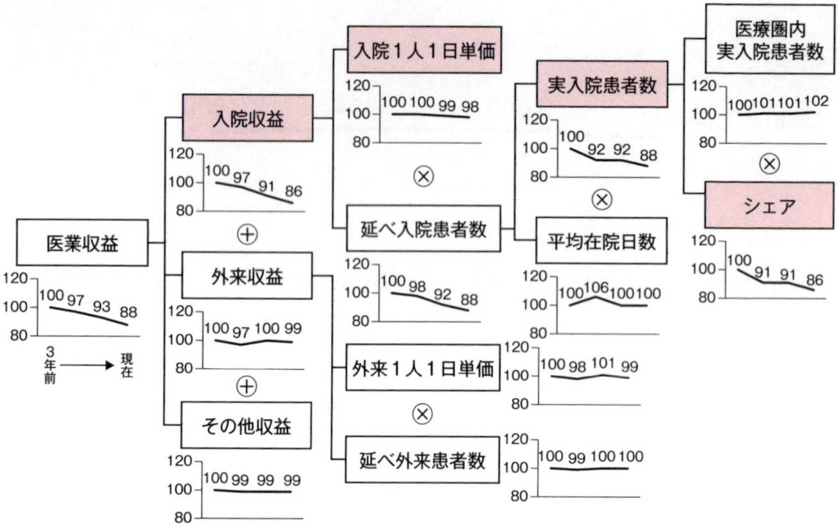

らないことに気をつけなければならない。

なお、「救急が弱い」というコメントは、F総合病院の課題の1つかもしれないが、3年前と比べてほとんど変化していないことから、今回のイシューに対する原因ではないこともわかった。

*

（8）までの分析によって、どうやらF総合病院の問題点は「入院患者の紹介件数の減少」にあるというところまで突き止めることができた（**図7**）。今回提示された資料で分析できるのはここまでだが、実際にはこの後、①周囲の医師や紹介元の診療所にインタビューをし、紹介減少の原因を突き止める→②他院の紹介患者数を調べ、どこに患者を取られたかを検証する→③特に何科の患者が減ったかを深掘りする——などの分析が考えられる。

原因が分析できたら、具体的にどのような対策を打つのかを考え、ロジックツリーやMECEといった論理思考のツールを効果的に活用して、実行に移すとよいだろう。

（参考） 分析に用いた実数値と計算方法

項目	参考資料 計算方法	3年前	2年前	1年前	現在
医業収益(千円)	資料2	6,060,000	5,890,060	5,606,050	5,363,500
入院収益 （千円）	資料2	5,000,000	4,855,600	4,542,500	4,312,000
外来収益 （千円）	資料2	1,000,000	974,820	1,004,150	992,340
その他（主に 健診；千円）	資料2	60,000	59,640	59,400	59,160
入院単価（円）	資料2	40,000	39,800	39,500	39,200
外来単価（円）	資料2	15,000	14,770	15,100	14,900
平均在院日数 （日）	資料2	18	19	18	18
入院 延べ患者数	入院収益÷ 入院単価	125,000	122,000	115,000	110,000
外来 延べ患者数	外来収益÷ 外来単価	66,667	66,000	66,500	66,600
入院実患者数	入院延患者数÷ 平均在院日数	6,944	6,421	6,389	6,111
医療圏内実入 院患者数	資料5	46,296	46,800	46,700	47,400
シェア（％）	医療圏内実入 院患者数÷入 院実患者数	15	14	14	13

おわりに

ビジネス書やビジネス雑誌では、問題解決型思考に関するトピックが多く扱われている。ビジネスマンに問題を解決する能力がなければ、企業は生き残れなくなってきたということの現れであろう。終身雇用、年功序列の崩壊により、企業を取り巻く環境は大きく変化しているのだ。

一方、病院など医療界はどうか？　病院も潰れる時代になり、赤字の病院、黒字の病院が明確になってきた。差別化したサービスや戦略がないと、病院や施設も生き残れない時代になってきている。

問題解決型思考について、私たち日本人は学校教育の中で学んできていない。以前、欧米と日本の教育の違いを「日本の教育は3＋5＝X、欧米の教育は8＝X（＋－÷×）Y」という数式で端的に示した面白いコマーシャルがあった。この教育の違いは、何を生むのだろうか？　ここに、問題解決型思考を学ぶ重要な意義があるように思う。

私たち日本人は、答えが1つであると考え、間違ってはいけないと思い込みやすいのではないか。一方、欧米では、答えは1つではなく、あらゆる可能性を考えようとする。多くの問題には、答えの方程式などない。よって、学ぶべきことは問題に対する答えではなく、考え方、答えを導く方法なのである。

思考法は、生活習慣（日常的にどう考えるか）と強く結びついている。生活習慣を改善するには、継続することが大切だ。ある病院では、議論が煮詰まった時、「ゼロベースで考えよう」「仮説は何？」が共通言語になっているという。

MECEやロジックツリーは思考を整理する方法であり、1つの正解があるわけではない。MECEに分けたりツリーに整理することが目的ではない、ということを改めて認識した上で、整理、問題解決、意思決定に役立ててほしい。

2013年11月

田中 智恵子

MEMO

MEMO

MEMO

MEMO

MEMO

MEMO

本書は、書籍『デキる看護師の思考法』（日本医療企画刊）の内容を抜粋し、大幅に加筆・修正して再編集したものです。

医療経営ブックレット
医療経営士のための現場力アップシリーズ①
今すぐできる！　問題解決型思考を身につける基本スキル

2013年11月20日　第1版第1刷発行

著　者　田中　智恵子、高橋　啓、増井　郷介
発行者　林　諄
発行所　株式会社 日本医療企画
〒101-0033　東京都千代田区神田岩本町4-14
神田平成ビル
TEL 03(3256)2861(代表)
FAX 03(3256)2865
http://www.jmp.co.jp/
印刷所　図書印刷株式会社
表紙画像 © Belkin & Co - Fotolia.com

ISBN978-4-86439-213-6 C3034
（定価は表紙に表示しています）